Vivere con il Disturbo Bipolare: Strategia e Supporto

Benvenuti a "Convivere con il Disturbo Bipolare: Guida Pratica per Affrontare le Sfide". Questo corso è stato creato con l'obiettivo di fornire una risorsa completa e informativa per coloro che vivono con il disturbo bipolare, così come per i loro familiari, amici e professionisti della salute mentale. Il disturbo bipolare è una condizione complessa che può avere un impatto significativo sulla vita quotidiana di chi ne è affetto, ma con il giusto supporto e le giuste risorse, è possibile gestirlo in modo efficace e condurre una vita soddisfacente.

In questo videocorso, esploreremo una vasta gamma di argomenti legati al disturbo bipolare, dalla sua definizione e diagnosi, ai trattamenti disponibili, alle strategie pratiche per gestire i sintomi e mantenere il benessere emotivo. Il nostro obiettivo è fornire informazioni chiare e basate sulla ricerca, insieme a suggerimenti pratici e consigli utili che possono essere implementati nella vita quotidiana.

Il corso è strutturato in modo logico e progressivo, partendo da concetti di base come la definizione e i sintomi del disturbo bipolare, per poi approfondire temi più complessi come le cause sottostanti e le strategie di gestione a lungo termine. Ogni modulo è progettato per essere accessibile e comprensibile, anche per coloro che non hanno una formazione specifica in campo medico o psicologico.

Durante il corso, esploreremo anche l'importanza del supporto sociale nel convivere con il disturbo bipolare. La condivisione delle esperienze con altri che comprendono e sostengono può essere incredibilmente benefica per chi vive con questa condizione. Inoltre, discuteremo di come coinvolgere familiari e amici nel processo di gestione e recupero, creando così una rete di supporto solida e affidabile.

Uno degli aspetti fondamentali di questo videocorso è l'empowerment degli individui che vivono con il disturbo bipolare. Vogliamo fornire le conoscenze e le competenze necessarie per prendere il controllo della propria salute mentale e condurre una vita significativa e appagante nonostante le sfide che possono presentarsi lungo il cammino. Ciò significa incoraggiare l'autonomia e la consapevolezza delle proprie esigenze e risorse personali.

È importante sottolineare che questo videocorso non sostituisce in alcun modo il parere di professionisti della salute mentale qualificati. Se avete domande specifiche sul vostro caso o avete bisogno di supporto individuale, vi incoraggiamo vivamente a consultare un medico o uno psicoterapeuta specializzato nel trattamento del disturbo bipolare.

In conclusione, "Convivere con il Disturbo Bipolare: Guida Pratica per Affrontare le Sfide" è stato creato con l'intento di educare, informare e ispirare coloro che vivono con questa condizione.

Speriamo che questo corso fornisca le risorse e il supporto necessari per affrontare il disturbo bipolare con fiducia e determinazione. Buona visione!

Indice:

1. **Introduzione al Disturbo Bipolare**
2. **Definizione e Sottotipi del Disturbo Bipolare**
3. **Sintomi del Disturbo Bipolare: Depressione e Mania**
4. **Cicli del Disturbo Bipolare: Fasi Depressive e Maniacali**
5. **Cause e Fattori di Rischio del Disturbo Bipolare**
6. **Diagnosi del Disturbo Bipolare: Cosa Aspettarsi**
7. **Trattamenti Farmacologici per il Disturbo Bipolare**
8. **Terapie Psicologiche e Comportamentali per il Disturbo Bipolare**
9. **Importanza del Supporto Sociale nel Convivere con il Disturbo Bipolare**
10. **Gestione dello Stress e dell'Ansia**
11. **Creare una Routine Salutare: Sonno, Alimentazione ed Esercizio Fisico**
12. **Strategie per Affrontare Episodi Depressivi**
13. **Strategia per Affrontare Episodi Maniacali**
14. **Monitoraggio dei Sintomi e Prevenzione delle Ricadute**
15. **Auto-Cura e Benessere Emotivo nel Disturbo Bipolare**

approfondiamo ulteriormente l'introduzione al disturbo bipolare.

1 Introduzione al Disturbo Bipolare

Il disturbo bipolare è una delle condizioni psichiatriche più complesse e debilitanti che colpiscono milioni di persone in tutto il mondo. La sua natura ciclica e imprevedibile può rendere la vita estremamente difficile per chi ne è affetto e per coloro che li circondano. Esplorare in dettaglio questa condizione è fondamentale per capire meglio come convivere con essa e trovare modi efficaci per gestire i suoi sintomi.

Definizione e Sintomi

Come accennato, il disturbo bipolare è caratterizzato da due stati d'animo principali: la depressione e la mania (o l'ipomania nei casi di disturbo bipolare di tipo II). La depressione si manifesta con sentimenti di tristezza profonda, disperazione, mancanza di interesse per le attività quotidiane e cambiamenti negativi nel sonno e nell'appetito. D'altra parte, la mania porta a un'energia e un'attività eccessive, euforia, irritabilità, pensiero accelerato e comportamenti impulsivi. È importante notare che non tutti i pazienti con disturbo bipolare sperimentano entrambi gli estremi, ma possono alternarsi tra fasi depressive e fasi maniacali o ipomaniacali.

Fasi Cicliche del Disturbo Bipolare

Una caratteristica distintiva del disturbo bipolare è la sua natura ciclica. Gli individui possono attraversare periodi di stabilità emotiva seguiti da episodi depressivi, maniacali o ipomaniacali. Questi cicli possono variare in durata e intensità da persona a persona. Alcuni individui possono sperimentare cicli rapidi, con cambiamenti di umore che si verificano nel giro di pochi giorni o addirittura poche ore, mentre altri possono passare settimane o mesi in una determinata fase.

Diagnosi e Classificazione

La diagnosi del disturbo bipolare può essere complessa e richiede una valutazione accurata da parte di un professionista della salute mentale. È importante che i medici considerino non solo i sintomi attuali del paziente, ma anche la loro storia clinica e familiare. Il disturbo bipolare può essere facilmente confuso con altre condizioni, come la depressione maggiore o i disturbi d'ansia, quindi una diagnosi accurata è essenziale per un trattamento efficace.

Fattori di Rischio e Causa

Mentre le cause esatte del disturbo bipolare non sono ancora completamente comprese, si ritiene che coinvolgano una combinazione complessa di fattori genetici, neurobiologici, ambientali e psicosociali. Studi condotti su gemelli e famiglie hanno dimostrato che il disturbo bipolare ha una forte componente ereditaria, ma non è solo una questione di genetica. Fattori ambientali, come eventi stressanti nella vita, abuso di sostanze e cambiamenti nell'equilibrio chimico del cervello, possono anche contribuire allo sviluppo della condizione.

Impatto sulla Vita Quotidiana

Il disturbo bipolare può avere un impatto significativo su tutti gli aspetti della vita di un individuo. Le fluttuazioni estreme dell'umore possono rendere difficile mantenere relazioni stabili, svolgere le attività quotidiane e mantenere un lavoro. La stigmatizzazione sociale associata alla malattia mentale può anche creare barriere all'accesso al trattamento e al supporto necessari.

l'analisi dell'impatto del disturbo bipolare sulla vita quotidiana richiede una comprensione dettagliata delle sfide e delle difficoltà che gli individui affrontano quotidianamente. Esploreremo in dettaglio l'impatto che il disturbo bipolare può avere su vari aspetti della vita, tra cui relazioni interpersonali, lavoro, istruzione, salute fisica e benessere emotivo.

Relazioni Interpersonali:

Le fluttuazioni estreme dell'umore associato al disturbo bipolare possono avere un impatto significativo sulle relazioni interpersonali. Durante gli episodi depressivi, gli individui possono ritirarsi socialmente, perdendo interesse per le attività che un tempo amavano e ritrovandosi incapaci di partecipare appieno alla vita familiare e sociale. Questo isolamento può portare a sentimenti di solitudine e alienazione, mettendo a dura prova le relazioni esistenti.

D'altra parte, durante gli episodi maniacali o ipomaniacali, gli individui possono manifestare comportamenti impulsivi, irritabilità e un'energia eccessiva che possono mettere a dura prova le relazioni. I familiari e gli amici possono trovare difficile comprendere e gestire il cambiamento improvviso di comportamento e possono sentirsi sopraffatti o frustrati dalla situazione. Questo può portare a conflitti interpersonali e tensioni nelle relazioni, rendendo ancora più difficile per gli individui affrontare la condizione.

Lavoro e Istruzione:

Il disturbo bipolare può avere un impatto significativo sulla carriera e sull'istruzione di un individuo. Durante gli episodi depressivi, possono verificarsi assenze dal lavoro o dall'università a causa della mancanza di energia e della difficoltà a concentrarsi. Questo può portare a problemi di performance sul lavoro o a bassi risultati accademici, mettendo a rischio la stabilità finanziaria e professionale dell'individuo.

D'altra parte, durante gli episodi maniacali o ipomaniacali, gli individui possono essere iperattivi e avere difficoltà a gestire le responsabilità lavorative o scolastiche in modo efficace. Possono avere difficoltà a seguire istruzioni, a mantenere relazioni professionali o a completare progetti in modo accurato e tempestivo. Questo può portare a problemi sul posto di lavoro o all'università e a un aumento dello stress e dell'ansia legati alle prestazioni.

Salute Fisica:

Il disturbo bipolare può anche influenzare la salute fisica di un individuo. Durante gli episodi depressivi, possono verificarsi cambiamenti nell'appetito e nell'attività fisica, che possono portare a un aumento di peso, a una riduzione della motivazione per l'esercizio fisico e a una mancanza di cura personale. Questo può aumentare il rischio di sviluppare condizioni mediche correlate, come obesità, diabete e malattie cardiache.

D'altra parte, durante gli episodi maniacali o ipomaniacali, gli individui possono essere inclini a comportamenti rischiosi che mettono a rischio la loro salute fisica. Possono essere più inclini a utilizzare sostanze, abusare di alcol o impegnarsi in comportamenti sessuali impulsivi che possono aumentare il rischio di contrarre malattie sessualmente trasmissibili o di sviluppare dipendenze.

Benessere Emotivo:

Infine, il disturbo bipolare può avere un impatto significativo sul benessere emotivo di un individuo. Le fluttuazioni estreme dell'umore possono causare stress, ansia e disperazione, che possono influenzare negativamente la qualità della vita complessiva. Gli individui possono lottare con sentimenti di vergogna, colpa o inadeguatezza legati alla loro condizione e possono lottare per trovare un senso di scopo o significato nella vita.

Inoltre, il disturbo bipolare è associato a un aumento del rischio di suicidio. Gli individui con disturbo bipolare hanno un rischio significativamente maggiore di suicidio rispetto alla popolazione generale, specialmente durante gli episodi depressivi. È fondamentale che coloro che vivono con il disturbo bipolare ricevano il supporto e il trattamento necessari per prevenire il suicidio e promuovere il recupero emotivo.

In conclusione, il disturbo bipolare può avere un impatto profondo e diffuso sulla vita quotidiana di un individuo. È importante che gli individui affetti, insieme ai loro familiari, amici e professionisti della salute mentale, lavorano insieme per affrontare queste sfide in modo efficace e costruttivo. Nelle sezioni successive di questo videocorso, esploreremo strategie pratiche e risorse disponibili per gestire il disturbo bipolare e migliorare il benessere generale. ad approfondire la comprensione del disturbo bipolare, nei moduli successivi di questo videocorso esploreremo i trattamenti disponibili, le strategie di gestione e il supporto sociale essenziale per affrontare questa condizione in modo efficace e costruttivo."

2.**Definizione e sottotipi del Disturbo Bipolare:**

Il disturbo bipolare, noto anche come malattia maniaco-depressiva, è una condizione psichiatrica cronica caratterizzata da variazioni estreme dell'umore, che si manifestano attraverso episodi di depressione e episodi di mania o ipomania. Queste fluttuazioni possono causare notevoli difficoltà nella vita quotidiana, nelle relazioni interpersonali e nel funzionamento generale dell'individuo.

Durante gli episodi depressivi, gli individui possono sperimentare un profondo senso di tristezza, perdita di interesse per le attività piacevoli, affaticamento, sensazioni di colpa o inutilità, difficoltà di concentrazione e pensieri suicidi. Questi sintomi possono essere così debilitanti da interferire significativamente con la capacità di lavorare, studiare, svolgere attività quotidiane e mantenere relazioni soddisfacenti.

Durante gli episodi maniacali, gli individui sperimentano un'espansione dell'umore, un'elevazione dell'autostima o dell'energia, pensieri accelerati, irritabilità, impulsività e comportamenti rischiosi. Possono avere un'eccessiva attività motoria, parlare rapidamente e avere difficoltà a dormire. Durante gli episodi ipomaniacali, i sintomi sono simili a quelli della mania, ma sono meno gravi e non causano un'incapacità significativa di funzionare.

Sottotipi del Disturbo Bipolare:

Certamente, possiamo esplorare in dettaglio i sottotipi del disturbo bipolare, considerando le loro caratteristiche distintive, i criteri di diagnosi e le implicazioni per il trattamento e la gestione della condizione.

Disturbo Bipolare di Tipo I:

Il disturbo bipolare di tipo I è caratterizzato da almeno un episodio di mania, che può essere preceduto o seguito da episodi di depressione maggiore. Gli episodi maniacali sono il tratto distintivo di questo sottotipo e sono caratterizzati da un'elevata energia, un umore euforico o irritabile, un pensiero accelerato, un comportamento impulsivo e spesso un'insufficiente percezione delle conseguenze negative delle proprie azioni.

Per soddisfare i criteri diagnostici per un episodio maniacale, un individuo deve avere almeno una settimana di sintomi maniacali, che causano un'alterazione significativa del funzionamento sociale, lavorativo o altre aree importanti della vita. Durante gli episodi maniacali, gli individui possono impegnarsi in comportamenti rischiosi come spese eccessive, comportamenti sessuali disinibiti, abuso di sostanze o decisioni impulsive che possono avere conseguenze dannose.

Gli episodi depressivi, che possono alternarsi con le fasi maniacali o essere seguiti da esse, sono caratterizzati da sentimenti di tristezza profonda, disperazione, perdita di interesse per le attività quotidiane, cambiamenti nel sonno e nell'appetito, bassa autostima e pensieri di morte o suicidio. Questi sintomi possono causare notevoli difficoltà nel funzionamento quotidiano e possono richiedere un trattamento tempestivo per alleviarne l'impatto.

Il disturbo bipolare di tipo I è spesso associato a gravi conseguenze negative, compresi problemi legali, finanziari o occupazionali derivanti da comportamenti maniacali, nonché rischio aumentato di suicidio durante gli episodi depressivi. È essenziale che le persone con disturbo bipolare di tipo I ricevevano una valutazione e un trattamento tempestivi da parte di un professionista della salute mentale qualificato per ridurre al minimo le complicanze e migliorare il loro benessere generale.

Disturbo Bipolare di Tipo II:

Il disturbo bipolare di tipo II è caratterizzato da episodi ricorrenti di depressione maggiore alternati ad episodi di ipomania. L'ipomania è una forma più lieve di mania, caratterizzata da un umore elevato, un aumento dell'energia e dell'attività, un pensiero accelerato e un comportamento impulsivo, ma i sintomi non sono così gravi da causare un'incapacità significativa di funzionare o richiedere un ricovero ospedaliero.

Durante gli episodi ipomaniacali, gli individui possono sembrare più energici, estroversi e sicuri di sé rispetto al loro stato di base. Possono avere una maggiore creatività, produttività e senso di benessere, ma possono anche essere più inclini a comportamenti rischiosi o impulsivi come spese eccessive, abuso di sostanze o relazioni sessuali promiscue.

I sintomi depressivi del disturbo bipolare di tipo II possono essere simili a quelli del disturbo bipolare di tipo I e includono sentimenti di tristezza, perdita di interesse, cambiamenti nel sonno e nell'appetito, bassa autostima e pensieri suicidi. Tuttavia, questi episodi di depressione possono essere più frequenti e durare più a lungo rispetto agli episodi ipomaniacali.

Anche se l'ipomania può sembrare meno grave rispetto alla mania, può comunque avere un impatto significativo sulla vita quotidiana e sulle relazioni interpersonali dell'individuo. È importante che le persone con disturbo bipolare di tipo II ricevano una valutazione accurata e un trattamento tempestivo per gestire i sintomi e prevenire complicazioni a lungo termine.

Disturbo bipolare Ciclotimico:

Il disturbo bipolare ciclotimico è caratterizzato da fluttuazioni dell'umore meno gravi, ma più frequenti, che non soddisfano i criteri per gli episodi depressivi maggiori o le manie. Gli individui con disturbo bipolare ciclotimico possono passare rapidamente da sintomi depressivi a sintomi ipomaniacali, creando un modello ciclico di umore instabile.

Questi sintomi possono essere lievi, ma possono causare notevoli difficoltà nel funzionamento quotidiano e nelle relazioni interpersonali. Possono avere difficoltà a mantenere l'occupazione, a mantenere relazioni stabili o a svolgere le attività quotidiane in modo efficace.

Sebbene il disturbo bipolare ciclotimico possa sembrare meno grave rispetto agli altri sottotipi, può ancora avere un impatto significativo sulla qualità della vita dell'individuo e richiede una valutazione e un trattamento adeguati da parte di un professionista della salute mentale.

In conclusione, il disturbo bipolare presenta una gamma diversificata di sottotipi, ciascuno con le proprie caratteristiche distintive, sintomi e implicazioni per il trattamento e la gestione della condizione. È essenziale che le persone con disturbo bipolare ricevano una valutazione accurata e un trattamento tempestivo per ridurre al minimo le complicazioni e migliorare il loro benessere generale.

Manifestazioni nelle Diverse Fasi del Ciclo Bipolare:

È importante riconoscere che il disturbo bipolare è una condizione ciclica, con fasi di depressione, mania o ipomania e periodi di normalità tra queste fasi. Durante le fasi depressive, gli individui possono sperimentare sentimenti di disperazione, autodeprecazione, perdita di interesse per la vita e una sensazione di stanchezza costante. Possono avere difficoltà a concentrarsi, dormire troppo o troppo poco e possono perdere il peso o aumentare di peso.

Durante le fasi maniacali o ipomaniacali, gli individui possono sperimentare un aumento dell'energia, dell'attività e dell'euforia, un'accelerazione del pensiero, un comportamento disinibito e un'elevata autostima. Possono essere iperattivi, parlare velocemente e avere difficoltà a concentrarsi su una singola attività. Possono anche impegnarsi in comportamenti rischiosi, come spese eccessive, comportamenti sessuali promiscui o abuso di sostanze.

Inoltre, ci sono periodi di transizione tra le fasi depressive e maniacali, noti come "periodi misti", durante i quali gli individui possono sperimentare sintomi di entrambe le fasi contemporaneamente. Questi periodi possono essere particolarmente difficili da gestire e possono aumentare il rischio di comportamenti suicidi.

In conclusione, comprendere i diversi aspetti del disturbo bipolare, compresa la definizione, i sottotipi e le manifestazioni nelle diverse fasi del ciclo bipolare, è fondamentale per una diagnosi accurata e un trattamento efficace. Nelle prossime sezioni di questo videocorso, esploreremo approfonditamente le opzioni di trattamento disponibili, le strategie di gestione e il supporto sociale per affrontare questa complessa condizione in modo efficace e costruttivo.

Il coinvolgimento sociale è importante per il benessere emotivo e la stabilità dell'umore delle persone con disturbo bipolare. Mantenere relazioni significative e supportive con amici, familiari e altri individui di supporto può fornire una rete di sostegno preziosa durante i momenti di difficoltà. Partecipare a gruppi di supporto o comunità online può anche offrire un senso di connessione e appartenenza.

8. Monitoraggio dei sintomi e della salute mentale:

Il monitoraggio regolare dei sintomi e della salute mentale è essenziale per la gestione efficace del disturbo bipolare. Tenere un diario dei sintomi può aiutare a individuare i pattern di umore e identificare i trigger degli episodi. È importante comunicare apertamente con il proprio medico o terapeuta sui cambiamenti nei sintomi e sulle esperienze di salute mentale per garantire una valutazione accurata e un trattamento tempestivo.

approfondiamo ulteriormente il capitolo sui sintomi del disturbo bipolare, focalizzandoci sia sulla depressione che sulla mania e esaminando più approfonditamente i diversi aspetti di ciascun episodio.

Depressione nel Disturbo Bipolare:

La depressione è un elemento cruciale del disturbo bipolare e può manifestarsi in episodi che variano in intensità e durata. Esploriamo più dettagliatamente i sintomi associati alla depressione e il loro impatto sulla vita quotidiana dei pazienti:

1. Umore depresso e persistentemente basso: Durante gli episodi depressivi nel disturbo bipolare, i pazienti sperimentano un umore depresso, persistente e generalizzato. Questo può manifestarsi come un senso pervasivo di tristezza, vuoto o disperazione, che può influenzare profondamente la loro percezione del mondo e il loro benessere emotivo.
2. Anedonia estesa: L'anedonia, o la perdita di interesse o piacere nelle attività solitamente piacevoli, è una caratteristica

comune della depressione bipolare. I pazienti possono perdere interesse per hobby, passatempi o relazioni interpersonali, e possono sperimentare una sensazione di vuoto o di apatia verso le attività che un tempo trovavano gratificanti.

3. Fatica cronica e perdita di energia: Durante gli episodi depressivi, i pazienti possono sperimentare una fatica cronica e una significativa perdita di energia. Anche compiti quotidiani semplici possono diventare estenuanti, e il paziente può sentirsi costantemente esausto o privo di motivazione per intraprendere qualsiasi attività.
4. Alterazioni del sonno e dell'appetito: Le alterazioni del sonno e dell'appetito sono comuni durante la depressione bipolare. Alcuni pazienti possono sperimentare insonnia, con difficoltà ad addormentarsi o a rimanere addormentati, mentre altri possono provare ipersonnia, con un aumento della necessità di dormire. Anche l'appetito può essere influenzato, con una perdita o un aumento di peso significativo.
5. Difficoltà cognitiva e di concentrazione: Durante gli episodi depressivi, i pazienti possono sperimentare difficoltà cognitiva

e di concentrazione. La memoria può essere compromessa e il pensiero può diventare nebuloso o confuso, rendendo difficile per il paziente mantenere l'attenzione su compiti o conversazioni.

6. Sentimenti di inutilità o colpa e pensieri suicidi: I pazienti con depressione bipolare possono sperimentare sentimenti di inutilità, colpa o autolesionismo. Possono avere una percezione distorta di se stessi e delle proprie capacità, e possono colpevolizzarsi per le proprie difficoltà o percepirci come un peso per gli altri. I pensieri suicidi o di autolesionismo possono anche essere presenti, e devono essere affrontati con urgenza e attenzione da parte dei professionisti della salute mentale.

Mania nel Disturbo Bipolare:

La mania è un'altra componente distintiva del disturbo bipolare, caratterizzata da un'espansione dell'umore, dell'energia e dell'attività. Approfondiamo ulteriormente i sintomi associati alla mania e il loro impatto sulla vita quotidiana dei pazienti:

1. Umore euforico o irritabile: Durante gli episodi maniacali, i pazienti possono sperimentare un umore euforico, eccessivamente felice o eccitato, che va oltre ciò che è tipico per la situazione. Alcuni pazienti possono anche manifestare irritabilità, aggressività o intolleranza verso gli altri, che può creare tensioni nelle relazioni interpersonali.
2. Aumento dell'energia e dell'attività: La mania è caratterizzata da un aumento dell'energia, dell'attività e dell'agitazione psicomotoria. I pazienti possono sembrare iperattivi, parlare velocemente o essere incapaci di sedersi fermi, e possono essere costantemente alla ricerca di stimoli o nuove esperienze.
3. Riduzione del bisogno di sonno: Durante gli episodi maniacali, i pazienti possono sperimentare una riduzione significativa del bisogno di sonno. Possono sentirsi energici e riposati anche con poche ore di sonno, e possono trascorrere intere notti svegli senza sentirsi stanchi.
4. Pensiero accelerato o disorganizzato:Durante gli episodi maniacali, i pazienti possono sperimentare un pensiero accelerato o disorganizzato. Possono saltare rapidamente da

un argomento all'altro, avere difficoltà a concentrarsi su un'unica attività e possono avere difficoltà a seguire un filo logico nei loro pensieri.

4 Cicli del Disturbo Bipolare: Fasi Depressive e Maniacali

Il disturbo bipolare è un disturbo dell'umore caratterizzato da cicli ricorrenti di episodi depressivi e maniacali (o ipomaniacali). Questi cicli possono variare in intensità, durata e frequenza da individuo a individuo, ma sono essenziali per comprendere la natura e il trattamento efficace del disturbo bipolare. In questo capitolo, esploreremo in profondità le fasi depressive e maniacali del disturbo bipolare, comprendendo i sintomi associati, i possibili trigger e le strategie di gestione.

1. Fasi Depressive del Disturbo Bipolare:

Le fasi depressive del disturbo bipolare sono caratterizzate da umore depresso, disinteresse per le attività quotidiane e riduzione dell'energia. Esploriamo più approfonditamente i sintomi e le caratteristiche delle fasi depressive:

- Umore depresso e persistente: Durante le fasi depressive, i pazienti sperimentano un umore persistentemente basso, triste o vuoto. Questo stato emotivo può essere accompagnato da sentimenti di disperazione, impotenza o inutilità.

- Anedonia e perdita di interesse: L'anedonia, o la perdita di interesse o piacere nelle attività solitamente gratificanti, è comune durante le fasi depressive. I pazienti possono ritrovarsi incapaci di trovare gioia nelle attività che un tempo amavano.
- Fatica e perdita di energia: Durante le fasi depressive, i pazienti possono sperimentare una grave fatica e una marcata perdita di energia. Anche le attività quotidiane più semplici possono sembrare estenuanti.
- Alterazioni del sonno e dell'appetito: Le alterazioni del sonno e dell'appetito sono comuni durante le fasi depressive. Alcuni pazienti possono sperimentare insonnia o ipersonnia, mentre altri possono notare un cambiamento nel loro appetito, con perdita o aumento di peso.
- Difficoltà cognitiva e di concentrazione: Durante le fasi depressive, i pazienti possono sperimentare difficoltà cognitive, come problemi di memoria o di concentrazione.

Possono avere difficoltà a prendere decisioni o a seguire un ragionamento logico.

- Sentimenti di colpa o inutilità: I pazienti con fasi depressive possono sperimentare sentimenti intensi di colpa o inutilità. Possono criticarsi duramente o attribuire a se stessi la responsabilità di problemi che non sono sotto il loro controllo.
- Pensieri suicidi o autolitici: La presenza di pensieri suicidi o autolitici è un segno di allarme durante le fasi depressive. È fondamentale che i pazienti che sperimentano questi pensieri cerchino immediatamente aiuto professionale e sostegno.

2. Fasi Maniacali del Disturbo Bipolare:

Le fasi maniacali (o ipomaniacali) del disturbo bipolare sono caratterizzate da umore elevato, aumento dell'energia e comportamenti impulsivi. Approfondiamo ulteriormente i sintomi e le caratteristiche delle fasi maniacali:

- Umore euforico o irritabile: Durante le fasi maniacali, i pazienti sperimentano un umore euforico, eccessivamente felice o eccitato. Alcuni pazienti possono anche manifestare irritabilità, aggressività o impazienza.

- Aumento dell'energia e dell'attività: Le fasi maniacali sono caratterizzate da un aumento dell'energia, dell'attività e dell'agitazione psicomotoria. I pazienti possono sembrare iperattivi, parlare rapidamente o essere incapaci di sedersi fermi.
- Riduzione del bisogno di sonno: Durante le fasi maniacali, i pazienti possono sperimentare una riduzione del bisogno di sonno. Possono dormire meno del solito senza sentirsi stanchi o affaticati.
- Pensiero accelerato o disorganizzato: Durante le fasi maniacali, i pazienti possono sperimentare un pensiero accelerato o disorganizzato. Possono avere difficoltà a concentrarsi su un'unica attività e possono saltare rapidamente da un'idea all'altra.
- Comportamento impulsivo o rischioso: Durante le fasi maniacali, i pazienti possono manifestare comportamenti impulsivi o rischiosi, come spese eccessive, comportamenti sessuali promiscui o guida spericolata.

- Distrazione e irritabilità: Durante le fasi maniacali, i pazienti possono essere facilmente distratti e irritabili. Possono avere difficoltà a seguire una conversazione o a completare compiti.

Trigger delle Fasi Depressive e Maniacali:

Le fasi depressive e maniacali del disturbo bipolare possono essere scatenate da una serie di fattori, tra cui lo stress, i cambiamenti nel sonno o nei ritmi circadiani, l'uso di sostanze psicoattive e i cambiamenti nell'ambiente sociale. Identificare e gestire i trigger può aiutare a prevenire o ridurre la gravità delle fasi depressive e maniacali.

Gestione delle Fasi Depressive e Maniacali:

La gestione delle fasi depressive e maniacali del disturbo bipolare richiede un approccio integrato che includa il trattamento farmacologico, la terapia psicologica, il supporto sociale e la gestione dello stile di vita. È importante che i pazienti lavorino a stretto contatto con il loro team di assistenza sanitaria per sviluppare un piano di trattamento personalizzato che affronti le loro esigenze specifiche e promuova il loro benessere complessivo.

5: Causa e Fattori di Rischio del Disturbo Bipolare

Certamente, esploreremo ulteriormente ogni aspetto del capitolo sulle cause e i fattori di rischio del disturbo bipolare, offrendo un'analisi più approfondita e dettagliata.

1. Fattori Genetici:

La componente genetica nel disturbo bipolare è stata oggetto di numerosi studi che hanno evidenziato un'alta ereditabilità della condizione. Si stima che il rischio di sviluppare il disturbo bipolare sia fino al 70-80% nei gemelli monozigoti (identici), rispetto al 20-30% nei gemelli dizigoti (fraterni). Questo suggerisce un forte ruolo della genetica nella suscettibilità al disturbo. Tuttavia, non esiste un singolo gene responsabile del disturbo bipolare; piuttosto, si tratta di una condizione complessa influenzata da molteplici varianti genetiche. Studi di genomica hanno identificato numerosi loci genetici associati al disturbo bipolare, inclusi geni coinvolti nella regolazione del sistema serotoninergico, dopaminergico e del sistema neurotrasmettitore glutammatergico.

2. Alterazioni Neurobiologiche:

Le ricerche neurobiologiche hanno dimostrato che il disturbo bipolare è associato a diverse alterazioni nel funzionamento del cervello e nella neurochimica. Ad esempio, l'ippocampo e l'amigdala, due regioni del cervello coinvolte nella regolazione dell'umore e delle emozioni, mostrano spesso riduzioni del volume nelle persone con disturbo bipolare. Inoltre, squilibri nei neurotrasmettitori, come la serotonina, la noradrenalina e la dopamina, sono stati implicati nella fisiopatologia del disturbo bipolare. Alcuni studi suggeriscono che durante le fasi depressive, vi sia una riduzione dell'attività serotoninergica, mentre durante le fasi maniacali, vi sia un aumento dell'attività dopaminergica.

3. Disfunzioni Ormonali:

Le fluttuazioni ormonali possono influenzare significativamente il disturbo bipolare, specialmente durante periodi di cambiamenti ormonali significativi come la pubertà, la gravidanza e il periodo post-partum nelle donne. Ad esempio, si è osservato che i cambiamenti nei livelli di estrogeni e progesterone possono influenzare il corso del disturbo bipolare nelle donne. Inoltre, alterazioni nei livelli di cortisolo, l'ormone dello stress, sono state associate a una maggiore gravità dei sintomi bipolari.

4. Fattori Ambientali e Stress:

L'esposizione a eventi stressanti o traumatici può innescare episodi diumore e influenzare il corso del disturbo bipolare. Ad esempio, traumi precoci, come abusi fisici, sessuali o emotivi nell'infanzia, sono stati associati a una maggiore suscettibilità allo sviluppo del disturbo bipolare in età adulta. Inoltre, lo stress cronico, come problemi finanziari, conflitti relazionali o eventi di vita negativi, può contribuire alla comparsa di episodi depressivi o maniacali.

5. Comorbidità Psichiatriche:

Il disturbo bipolare è spesso accompagnato da altre condizioni psichiatriche, come disturbi d'ansia, disturbo da stress post-traumatico (PTSD), disturbi da uso di sostanze e disturbi alimentari. Queste comorbidità possono complicare la gestione del disturbo bipolare e influenzare il corso e l'esito della condizione. Ad esempio, l'ansia e il disturbo da uso di sostanze possono agire da trigger per gli episodi di umore e interferire con la risposta al trattamento.

6. Stili di Vita e Abitudini:

Alcuni stili di vita e abitudini possono influenzare il rischio di sviluppare il disturbo bipolare o influenzare la gravità dei sintomi. Ad esempio, l'abuso di sostanze psicoattive, come alcol e droghe illecite, può innescare episodi di umore e complicare il trattamento del disturbo bipolare. Inoltre, la mancanza di sonno adeguato, una dieta poco salutare e la mancanza di esercizio fisico possono contribuire alla vulnerabilità ai sintomi bipolari e influenzare negativamente la salute mentale complessiva.

7. Fattori Socioeconomici e Culturali:

Fattori socio-economici, come il basso reddito, la disoccupazione, l'instabilità abitativa e l'accesso limitato ai servizi sanitari, possono aumentare il rischio di sviluppare il disturbo bipolare o influenzare il corso e l'esito della condizione. Ad esempio, le persone con scarsa istruzione o risorse finanziarie limitate possono avere maggiori difficoltà nell'ottenere una diagnosi precoce e un trattamento adeguato per il disturbo bipolare. Inoltre, le differenze culturali nelle credenze, nelle aspettative e nelle pratiche di cura possono influenzare la percezione e la gestione del disturbo bipolare all'interno di diverse comunità.

In conclusione, il disturbo bipolare è una condizione complessa determinata da una combinazione di fattori genetici, neurobiologici, ormonali, ambientali, psicologici e socio-culturali. Comprendere l'interazione di questi fattori è essenziale per una diagnosi accurata, un trattamento efficace e la prevenzione della condizione. Ulteriori ricerche sono necessarie per approfondire la comprensione delle cause e dei meccanismi sottostanti del disturbo bipolare, al fine di sviluppare nuove strategie di trattamento e prevenzione.

6 Diagnosi del Disturbo Bipolare: Cosa Aspettarsi

La diagnosi del disturbo bipolare può essere un processo complesso e coinvolge una valutazione approfondita dei sintomi, della storia clinica e dei fattori di rischio del paziente. In questo capitolo, esploreremo in dettaglio cosa aspettarsi durante il processo di diagnosi del disturbo bipolare e quali strumenti e criteri vengono utilizzati dagli operatori sanitari per identificare la condizione.

1. Anamnesi e Valutazione dei Sintomi:

Il primo passo nella diagnosi del disturbo bipolare è un'accurata anamnesi e valutazione dei sintomi del paziente. Il medico potrebbe porre domande riguardo:

- La storia dei sintomi dell'umore, inclusi episodi depressivi, maniacali o ipomaniacali.
- La durata, la frequenza e la gravità degli episodi dell'umore.
- La presenza di sintomi psicotici, come allucinazioni o deliri.
- La storia familiare di disturbo bipolare o altri disturbi psichiatrici.
- L'uso di farmaci o sostanze psicoattive.
- La presenza di eventuali condizioni mediche o psichiatriche concomitanti.

2. Test di Screening e Valutazione Psicologica:

Il medico può utilizzare test di screening specifici, come il Questionario per il Disturbo Bipolare (MDQ) o il Questionario di

Salute Mentale (PHQ-9), per identificare i sintomi del disturbo bipolare e valutarne la gravità. Inoltre, una valutazione psicologica approfondita può essere utile per identificare eventuali disturbi dell'umore concomitanti o altre condizioni psichiatriche.

3. Diagnosi Differenziale:

Durante il processo di diagnosi, il medico deve escludere altre condizioni mediche o psichiatriche che possono mimare i sintomi del disturbo bipolare. Questo può includere disturbi come la depressione maggiore, il disturbo dell'umore ciclotimico, il disturbo schizoaffettivo, il disturbo da uso di sostanze o condizioni mediche che possono influenzare l'umore, come l'ipertiroidismo o l'abuso di steroidi.

4. Criteri diagnostici:

La diagnosi del disturbo bipolare si basa sui criteri stabiliti dal Manuale Diagnostico e Statistico dei Disturbi Mentali (DSM-5) o dalla Classificazione Internazionale delle Malattie (ICD-10). Per essere diagnosticato con disturbo bipolare, il paziente deve soddisfare determinati criteri per almeno un episodio depressivo maggiore e almeno un episodio maniacale o ipomaniacale. Gli episodi devono causare disagio significativo o compromissione nel funzionamento sociale, lavorativo o in altre aree importanti della vita del paziente.

5. Monitoraggio e follow-up:

Una volta formulata la diagnosi di disturbo bipolare, è essenziale un monitoraggio regolare dei sintomi e della risposta al trattamento. Il paziente può essere incoraggiato a tenere un diario dei sintomi per monitorare i cambiamenti nell'umore, nell'energia e nei comportamenti. Il follow-up regolare con il medico o il terapeuta è importante per regolare il trattamento in base alla risposta individuale e per affrontare eventuali nuovi sintomi o complicanze.

6. Coinvolgimento del Paziente e Supporto Familiare:

Il coinvolgimento attivo del paziente nel processo di diagnosi e trattamento è fondamentale per il successo del piano terapeutico. Il paziente dovrebbe essere educato sul disturbo bipolare, compresi i sintomi, i trigger, le opzioni di trattamento e le strategie di gestione. Inoltre, il supporto familiare e sociale può svolgere un ruolo cruciale nel fornire sostegno emotivo e pratico al paziente, migliorando la conformità al trattamento e contribuendo al recupero a lungo termine.

In conclusione, la diagnosi del disturbo bipolare è un processo complesso che richiede una valutazione approfondita dei sintomi, della storia clinica e dei fattori di rischio del paziente. Attraverso un'approccio sistemico e multidisciplinare, i professionisti della salute mentale possono identificare e trattare efficacemente il disturbo bipolare, migliorando così la qualità della vita del paziente e riducendo il rischio di complicanze a lungo termine.

7 Trattamenti Farmacologici per il Disturbo Bipolare

approfondiamo ulteriormente il capitolo sui trattamenti farmacologici per il disturbo bipolare, esaminando più dettagliatamente ciascuna classe di farmaci, i loro meccanismi d'azione, gli effetti collaterali e le considerazioni pratiche nel loro utilizzo.

1. Farmaci Stabilizzatori dell'Umore:

I farmaci stabilizzatori dell'umore sono fondamentali nel trattamento del disturbo bipolare poiché mirano a stabilizzare l'umore del paziente e a ridurre il rischio di episodi maniacali e depressivi. Uno dei farmaci stabilizzatori dell'umore più utilizzati è il litio. Il litio agisce modulando i livelli di neurotrasmettitori nel cervello, come la serotonina e la dopamina, e regolando la trasmissione neuronale. Tuttavia, richiede un monitoraggio stretto dei livelli nel sangue per evitare tossicità. Altri farmaci stabilizzatori dell'umore, come il valproato e la carbamazepina, hanno meccanismi d'azione simili agli antiepilettici e possono essere efficaci nel trattamento del disturbo bipolare.

2. Antidepressivo:

Gli antidepressivi sono utilizzati per trattare i sintomi depressivi nel disturbo bipolare, ma il loro impiego può essere complesso. Molti medici prescrivono antidepressivi insieme a un farmaco stabilizzatore dell'umore per ridurre il rischio di attivazione dell'umore o cicli rapidi dell'umore. Gli SSRI, come la sertralina e la fluoxetina, sono comunemente prescritti, ma possono causare mania o ipomania in alcuni pazienti. Altri antidepressivi, come i triciclici o gli inibitori della monoamino-ossidasi (MAOI), possono essere presi in considerazione in determinate circostanze, ma richiedono una sorveglianza attenta degli effetti collaterali.

3. Antipsicotici:

Gli antipsicotici sono ampiamente utilizzati nel trattamento del disturbo bipolare, sia per il controllo dei sintomi maniacali che depressivi che per la gestione dell'agitazione o dei sintomi psicotici. Gli antipsicotici atipici sono generalmente preferiti per il loro miglior profilo di tollerabilità rispetto agli antipsicotici tipici. Possono essere somministrati per via orale o iniezioni a lunga durata d'azione, a seconda della gravità dei sintomi e delle preferenze del paziente. Tuttavia, gli antipsicotici possono causare effetti collaterali come aumento di peso, dislipidemia, diabete e discinesia tardiva, quindi è importante monitorare regolarmente il paziente durante il trattamento.

4. Altri Farmaci Adiuvanti:

Alcuni pazienti possono beneficiare dell'aggiunta di farmaci adiuvanti al loro regime terapeutico per il disturbo bipolare. Ad esempio, le benzodiazepine possono essere prescritte per il controllo dell'ansia, dell'insonnia o dell'agitazione durante gli episodi acuti. Tuttavia, dovrebbero essere usate con cautela a causa del rischio di dipendenza e tolleranza. Altri farmaci, come gli stabilizzatori dell'umore di seconda linea (ad esempio, il topiramato o la gabapentin) o gli antipsicotici di seconda generazione (come il lurasidone o il ziprasidone), possono essere considerati per i pazienti che non rispondono ai trattamenti standard o che presentano effetti collaterali intollerabili.

5. Personalizzazione del Trattamento:

Poiché il disturbo bipolare è una condizione altamente eterogenea con variazioni individuali significative nella presentazione e nella risposta al trattamento, è essenziale personalizzare il regime terapeutico per ogni paziente. Ciò può comportare un processo di prova ed errore per trovare la combinazione ottimale di farmaci che fornisca il massimo beneficio terapeutico con il minimo rischio di effetti collaterali. Il paziente dovrebbe essere coinvolto attivamente nelle decisioni riguardanti il proprio trattamento e ricevere un'adeguata educazione sui farmaci prescritti, compresi gli effetti collaterali potenziali e le strategie per gestirli.

In conclusione, il trattamento farmacologico rappresenta una componente fondamentale nella gestione del disturbo bipolare e può svolgere un ruolo cruciale nel controllo dei sintomi e nel miglioramento della qualità della vita del paziente. Tuttavia, è importante che il trattamento sia personalizzato per adattarsi alle esigenze individuali del paziente e che venga condotto sotto la supervisione attenta di un medico specializzato nella gestione del disturbo bipolare.

7 approfondiamo ulteriormente il capitolo sui trattamenti farmacologici per il disturbo bipolare, esaminando più dettagliatamente ciascuna classe di farmaci, i loro meccanismi d'azione, gli effetti collaterali e le considerazioni pratiche nel loro utilizzo.

7 Trattamenti Farmacologici per il Disturbo Bipolare

1. Farmaci Stabilizzatori dell'Umore:

I farmaci stabilizzatori dell'umore sono fondamentali nel trattamento del disturbo bipolare poiché mirano a stabilizzare l'umore del paziente e a ridurre il rischio di episodi maniacali e depressivi. Uno dei farmaci stabilizzatori dell'umore più utilizzati è il litio. Il litio agisce modulando i livelli di neurotrasmettitori nel cervello, come la serotonina e la dopamina, e regolando la trasmissione neuronale. Tuttavia, richiede un monitoraggio stretto dei livelli nel sangue per evitare tossicità. Altri farmaci stabilizzatori dell'umore, come il valproato e la carbamazepina, hanno meccanismi d'azione simili agli antiepilettici e possono essere efficaci nel trattamento del disturbo bipolare.

2. Antidepressivo:

Gli antidepressivi sono utilizzati per trattare i sintomi depressivi nel disturbo bipolare, ma il loro impiego può essere complesso. Molti medici prescrivono antidepressivi insieme a un farmaco stabilizzatore dell'umore per ridurre il rischio di attivazione dell'umore o cicli rapidi dell'umore. Gli SSRI, come la sertralina e la fluoxetina, sono comunemente prescritti, ma possono causare mania o ipomania in alcuni pazienti. Altri antidepressivi, come i triciclici o gli inibitori della monoamino-ossidasi (MAOI), possono essere presi in considerazione in determinate circostanze, ma richiedono una sorveglianza attenta degli effetti collaterali.

3. Antipsicotici:

Gli antipsicotici sono ampiamente utilizzati nel trattamento del disturbo bipolare, sia per il controllo dei sintomi maniacali che depressivi che per la gestione dell'agitazione o dei sintomi psicotici. Gli antipsicotici atipici sono generalmente preferiti per il loro miglior profilo di tollerabilità rispetto agli antipsicotici tipici. Possono essere somministrati per via orale o iniezioni a lunga durata d'azione, a seconda della gravità dei sintomi e delle preferenze del paziente. Tuttavia, gli antipsicotici possono causare effetti collaterali come aumento di peso, dislipidemia, diabete e discinesia tardiva, quindi è importante monitorare regolarmente il paziente durante il trattamento.

4. Altri Farmaci Adiuvanti:

Alcuni pazienti possono beneficiare dell'aggiunta di farmaci adiuvanti al loro regime terapeutico per il disturbo bipolare. Ad esempio, le benzodiazepine possono essere prescritte per il controllo dell'ansia, dell'insonnia o dell'agitazione durante gli episodi acuti. Tuttavia, dovrebbero essere usate con cautela a causa del rischio di dipendenza e tolleranza. Altri farmaci, come gli stabilizzatori dell'umore di seconda linea (ad esempio, il topiramato o la gabapentin) o gli antipsicotici di seconda generazione (come il lurasidone o il ziprasidone), possono essere considerati per i pazienti che non rispondono ai trattamenti standard o che presentano effetti collaterali intollerabili.

5. Personalizzazione del Trattamento:

Poiché il disturbo bipolare è una condizione altamente eterogenea con variazioni individuali significative nella presentazione e nella risposta al trattamento, è essenziale personalizzare il regime terapeutico per ogni paziente. Ciò può comportare un processo di prova ed errore per trovare la combinazione ottimale di farmaci che fornisca il massimo beneficio terapeutico con il minimo rischio di effetti collaterali. Il paziente dovrebbe essere coinvolto attivamente nelle decisioni riguardanti il proprio trattamento e ricevere un'adeguata educazione sui farmaci prescritti, compresi gli effetti collaterali potenziali e le strategie per gestirli.

In conclusione, il trattamento farmacologico rappresenta una componente fondamentale nella gestione del disturbo bipolare e può svolgere un ruolo cruciale nel controllo dei sintomi e nel miglioramento della qualità della vita del paziente. Tuttavia, è importante che il trattamento sia personalizzato per adattarsi alle esigenze individuali del paziente e che venga condotto sotto la supervisione attenta di un medico specializzato nella gestione del disturbo bipolare.

8 Terapie Psicologiche e Comportamentali per il Disturbo Bipolare

approfondiamo ulteriormente ciascun approccio terapeutico nel trattamento del disturbo bipolare:

1. Terapia Cognitivo-Comportamentale (CBT):

La CBT si concentra sull'identificazione e sulla modifica dei pensieri e dei comportamenti disfunzionali che contribuiscono ai sintomi del disturbo bipolare. Durante le sessioni di terapia, il terapeuta lavora con il paziente per esplorare i pensieri automatici negativi, i bias cognitivi e le credenze distorte che possono influenzare il suo umore e il suo comportamento. Attraverso tecniche come la ristrutturazione cognitiva e la pianificazione dell'attività, il paziente impara a sviluppare pensieri più adattivi e a modificare i comportamenti che contribuiscono alla ciclicità dell'umore. La CBT può essere particolarmente efficace nel fornire al paziente strumenti pratici per gestire lo stress, prevenire le ricadute e migliorare la qualità della vita.

2. Terapia Interpersonale:

La terapia interpersonale si basa sull'idea che le relazioni interpersonali siano fondamentali per la salute mentale e il benessere emotivo. Durante le sessioni di terapia, il terapeuta aiuta il paziente a identificare e a risolvere eventuali conflitti interpersonali, a migliorare le abilità di comunicazione e a sviluppare strategie per migliorare la qualità delle relazioni familiari e sociali. La terapia interpersonale può anche fornire supporto emotivo al paziente e aiutarlo a sviluppare una rete di supporto sociale solida, che può svolgere un ruolo chiave nella prevenzione delle ricadute.

3. Psicoeducazione:

La psicoeducazione fornisce al paziente e ai suoi familiari informazioni dettagliate sul disturbo bipolare, compresi i sintomi, i fattori di rischio, i trattamenti disponibili e le strategie di gestione. Durante le sessioni di psicoeducazione, il terapeuta educa il paziente sul ruolo dei farmaci stabilizzatori dell'umore nel controllo dei sintomi, sull'importanza della regolarità del sonno e dell'attività fisica, e sulla gestione dello stress. La psicoeducazione può anche includere informazioni sui segni precoci di ricaduta e sulle strategie per affrontare i sintomi in modo tempestivo. Questo tipo di terapia può aiutare il paziente a sviluppare una maggiore consapevolezza della propria condizione e a sentirsi più fiducioso nel gestire il disturbo bipolare nel lungo termine.

4. Terapia di Gruppo:

La terapia di gruppo offre al paziente un ambiente sicuro e di sostegno in cui condividere le proprie esperienze, ricevere supporto reciproco e apprendere nuove strategie di coping. Durante le sessioni di terapia di gruppo, il terapeuta facilita la discussione su argomenti pertinenti al disturbo bipolare, come la gestione dello stress, le relazioni interpersonali e la prevenzione delle ricadute. I membri del gruppo possono condividere le proprie sfide e successi nel vivere con il disturbo bipolare, fornendo un senso di comprensione e appartenenza. La terapia di gruppo può essere particolarmente utile nel ridurre l'isolamento sociale, migliorare l'autostima e promuovere il sostegno reciproco tra i partecipanti.

5. Altre Approcci Terapeutici:

Oltre alla CBT, alla terapia interpersonale, alla psicoeducazione e alla terapia di gruppo, ci sono altri approcci terapeutici che possono essere utilizzati nel trattamento del disturbo bipolare. Ad esempio, la terapia familiare coinvolge i membri della famiglia nel processo terapeutico per migliorare la comunicazione, risolvere i conflitti e sostenere il recupero del paziente. La terapia dell'accettazione e dell'impegno (ACT) si concentra sull'accettazione dei pensieri e delle emozioni dolorose e sull'adozione di comportamenti orientati ai valori per migliorare la qualità della vita. La mindfulness e la terapia della gestione dell'umore possono aiutare il paziente a sviluppare una maggiore consapevolezza dei propri pensieri e sensazioni e adottare strategie di coping efficaci per gestire lo stress e prevenire le ricadute.

In conclusione, le terapie psicologiche e comportamentali sono componenti cruciali nella gestione a lungo termine del disturbo bipolare. Questi approcci terapeutici possono aiutare il paziente a comprendere meglio la propria condizione, a sviluppare strategie di coping efficaci e a migliorare la qualità della vita. L'integrazione di queste terapie con il trattamento farmacologico può massimizzare i risultati terapeutici e promuovere il recupero e il benessere nel disturbo bipolare.

9 Importanza del Supporto Sociale nel Convivere con il Disturbo Bipolare

l'importanza del supporto sociale nel convivere con il disturbo bipolare:

1. Ruolo del Supporto Sociale:

Il supporto sociale è fondamentale per il benessere emotivo e la stabilità del paziente affetto da disturbo bipolare. Questo tipo di supporto fornisce un'ancora di stabilità durante i momenti difficili e può essere determinante nel favorire il recupero e la gestione efficace della condizione nel lungo termine. Il sostegno emotivo proveniente dalla famiglia, dagli amici e dai professionisti sanitari può aiutare il paziente a sentirsi meno isolato, più compreso e più motivato a gestire i sintomi e aderire al trattamento.

2. Fonti di Supporto Sociale:

Le fonti di supporto sociale possono variare da individuo a individuo e possono includere:

- Famiglia e Amici: I membri della famiglia e gli amici giocano un ruolo cruciale nel fornire sostegno emotivo, pratico e finanziario al paziente. La presenza costante e il sostegno incondizionato dei propri cari possono avere un impatto significativo sulla resilienza e sul recupero del paziente.

- Gruppi di Supporto: I gruppi di supporto offrono al paziente l'opportunità di incontrare altre persone che condividono le loro esperienze e sfide nel vivere con il disturbo bipolare. La partecipazione a gruppi di supporto può aiutare il paziente a sentirsi meno solo, a condividere strategie di coping e a ricevere sostegno reciproco da pari.
- Professionisti Sanitari: I professionisti sanitari, come medici, psicologi, psichiatri e assistenti sociali, forniscono una varietà di supporto, tra cui consulenza, terapia e trattamento medico. Il supporto da parte di professionisti sanitari esperti nel trattamento del disturbo bipolare è essenziale per garantire un trattamento efficace e personalizzato.

3. Benefici del Supporto Sociale:

Il supporto sociale offre una serie di benefici per il paziente affetto da disturbo bipolare, tra cui:

- Miglioramento dell'Umore: Il sostegno emotivo e pratico fornito dalla famiglia, dagli amici e dai professionisti sanitari può aiutare il paziente a gestire lo stress e i sintomi del disturbo bipolare, migliorando il suo umore complessivo.

- Aumento della Motivazione: Il supporto sociale può aumentare la motivazione del paziente a seguire il trattamento prescritto e aderire alle raccomandazioni terapeutiche, favorendo così il suo recupero e il suo benessere generale.
- Riduzione dell'Isolamento: Il supporto sociale può aiutare il paziente a sentirsi meno isolato e più connesso con gli altri, riducendo così il rischio di depressione e aumentando il senso di appartenenza e di identità sociale.

4. Sfide nel Ricevere Supporto Sociale:

Nonostante i numerosi benefici del supporto sociale, ci possono essere anche delle sfide nel riceverlo. Ad esempio, il paziente potrebbe provare imbarazzo nel chiedere aiuto o potrebbe essere preoccupato di essere giudicato dagli altri a causa del suo disturbo bipolare. Inoltre, alcuni familiari e amici potrebbero non essere adeguatamente informati sulla condizione del paziente o potrebbero non essere in grado di comprendere appieno i suoi bisogni emotivi.

5. Strategia per Migliorare il Supporto Sociale:

Per migliorare il supporto sociale, il paziente può adottare alcune strategie efficaci, come:

- Comunicazione Aperta: Il paziente dovrebbe essere aperto e onesto riguardo alle proprie esperienze e ai propri bisogni con la famiglia, gli amici e i professionisti sanitari. Una comunicazione chiara e aperta può facilitare il sostegno emotivo e pratico da parte dei propri cari e dei professionisti sanitari.
- Partecipazione Attiva: Il paziente dovrebbe partecipare attivamente a gruppi di supporto, attività sociali e appuntamenti con professionisti sanitari per mantenere e ampliare il proprio network di supporto sociale.
- Auto-Advocacy: Il paziente dovrebbe difendere i propri diritti e bisogni, chiedendo il supporto necessario dalla famiglia, dagli amici e dai professionisti sanitari quando ne ha bisogno.

In conclusione, il supporto sociale svolge un ruolo cruciale nel convivere con il disturbo bipolare. Il paziente dovrebbe cercare di identificare e coltivare fonti di supporto sociale nella sua vita, poiché questo può avere un impatto significativo sulla sua qualità di vita e sul suo recupero nel lungo termine. La consapevolezza delle proprie esigenze e la capacità di chiedere aiuto quando necessario sono fondamentali per ottenere e mantenere un adeguato supporto sociale.

10 Gestione dello Stress e dell'Ansia

a. Esercizio Fisico:L'esercizio regolare non solo favorisce il benessere fisico, ma ha anche un impatto significativo sulla salute mentale. Nei pazienti con disturbo bipolare, l'attività fisica può aiutare a ridurre lo stress e l'ansia, migliorare l'umore e aumentare l'autostima. Anche solo una breve camminata all'aperto può avere benefici immediati sull'umore, mentre attività più intense come la corsa o il sollevamento pesi possono rilasciare endorfine, sostanze chimiche che migliorano l'umore.

b. Terapia Occupazionale:L'impegno in attività significative e gratificanti può contribuire alla gestione dello stress e dell'ansia. La terapia occupazionale può aiutare i pazienti a identificare e a impegnarsi in attività che favoriscono il loro benessere emotivo e mentale, come hobby, attività artistiche o volontariato. Queste attività possono offrire un senso di scopo e realizzazione, riducendo così i livelli di stress e migliorando la qualità della vita.

c. Tecnologie per la Gestione dello Stress: Esistono numerose applicazioni e dispositivi tecnologici progettati per aiutare le persone a gestire lo stress e l'ansia. Questi strumenti possono includere app di mindfulness, che guidano gli utenti attraverso esercizi di respirazione e meditazione, e dispositivi di biofeedback, che monitorano i segni vitali come la frequenza cardiaca e forniscono feedback in tempo reale sulla risposta fisica allo stress. L'utilizzo di queste tecnologie può fornire al paziente strumenti pratici per gestire lo stress nella vita di tutti i giorni.

d. Supporto Sociale e Gruppi di Supporto: Il supporto sociale è un aspetto chiave nella gestione dello stress e dell'ansia. Il coinvolgimento in gruppi di supporto, dove i pazienti possono condividere le proprie esperienze e strategie di coping con altri individui che vivono con il disturbo bipolare, può essere estremamente benefico. Il supporto emotivo e pratico fornito da amici, familiari e professionisti sanitari può aiutare il paziente a sentirsi meno solo e più in grado di affrontare le sfide legate alla sua condizione.

e. Consulenza Psicologica e Psicoterapia:La consulenza psicologica e la psicoterapia possono essere efficaci nel fornire al paziente uno spazio sicuro per esplorare e affrontare i fattori stressanti e le preoccupazioni che contribuiscono all'ansia. Attraverso la terapia cognitivo-comportamentale (CBT), la terapia interpersonale o altre forme di terapia psicologica, il paziente può imparare a identificare e a modificare i pensieri distorti e i comportamenti disfunzionali che alimentano l'ansia.

f. Autocura e Pratiche di Mindfulness:La pratica regolare di tecniche di autocura e mindfulness può aiutare il paziente a ridurre lo stress e l'ansia nella vita di tutti i giorni. Queste pratiche possono includere la meditazione mindfulness, la visualizzazione guidata, lo yoga e la preghiera. Incorporare queste pratiche nella routine quotidiana può aiutare il paziente a sviluppare una maggiore consapevolezza del momento presente e a ridurre la reattività allo stress.

6. L'Approccio Multimodale:

È importante sottolineare che la gestione dello stress e dell'ansia nel disturbo bipolare richiede spesso un approccio multimodale, che combina diverse strategie e tecniche per massimizzare i benefici per il paziente. Ad esempio, un paziente potrebbe beneficiare di una combinazione di esercizio fisico regolare, terapia occupazionale, supporto sociale e psicoterapia per affrontare in modo efficace lo stress e l'ansia nella sua vita quotidiana.

In conclusione, la gestione dello stress e dell'ansia è un aspetto cruciale nella vita dei pazienti affetti da disturbo bipolare. Attraverso l'adozione di tecniche e strategie efficaci, i pazienti possono imparare a gestire in modo più efficace i sintomi di stress e ansia, migliorando così la loro qualità di vita e il loro benessere complessivo.

7. Educazione e Consapevolezza:

L'educazione e la consapevolezza sono fondamentali nella gestione dello stress e dell'ansia nel disturbo bipolare. Il paziente dovrebbe essere ben informato sulla propria condizione e sui modi per affrontare efficacemente i sintomi di stress e ansia. Questo può includere la comprensione dei fattori scatenanti specifici, l'identificazione dei segni precoci di stress e ansia e l'apprendimento di tecniche di coping appropriate. L'educazione e la consapevolezza possono aiutare il paziente a sentirsi più sicuro nel gestire la sua condizione e a prevenire le ricadute.

8. Monitoraggio dei Sintomi:

Il monitoraggio regolare dei sintomi è essenziale per identificare i cambiamenti nell'umore e nel livello di stress del paziente. Tenere un diario dei sintomi può aiutare il paziente a individuare i pattern ricorrenti e i trigger specifici che scatenano lo stress e l'ansia. Inoltre, il paziente può utilizzare applicazioni e strumenti digitali per tenere traccia dei propri sintomi e condividere queste informazioni con il proprio team di assistenza sanitaria per una gestione più efficace della condizione.

9. Prevenzione delle Ricade:

La gestione dello stress e dell'ansia è essenziale anche nella prevenzione delle ricadute nel disturbo bipolare. Il paziente dovrebbe essere consapevole dei segni precoci di stress e ansia che possono indicare un'imminente crisi e adottare misure preventive per affrontare tempestivamente tali situazioni. Questo può includere un aumento delle sessioni di terapia, modifiche al trattamento farmacologico o un aumento delle attività di coping, come l'esercizio fisico e la meditazione.

10. Coinvolgimento della Famiglia e dei Cari:

Il coinvolgimento della famiglia e dei cari è cruciale nella gestione dello stress e dell'ansia nel disturbo bipolare. I familiari e gli amici possono offrire un sostegno pratico e emotivo al paziente durante i periodi di stress e ansia, aiutandolo a gestire i sintomi e a prevenire le ricadute. Inoltre, coinvolgere la famiglia e i cari nelle sessioni di terapia può aiutare a migliorare la comunicazione e a sviluppare strategie di coping familiare che favoriscano il benessere dell'intero nucleo familiare.

11. Adattamento delle Strategie di Gestione dello Stress:

Le strategie di gestione dello stress e dell'ansia possono variare da persona a persona e possono richiedere un adattamento nel tempo. È importante che il paziente sperimenti diverse tecniche e identifichi quelle che funzionano meglio per lui. Inoltre, le strategie di gestione dello stress possono cambiare in base alle fasi della vita del paziente e alle sfide specifiche che affronta. Mantenere un atteggiamento flessibile e aperto al cambiamento è fondamentale per una gestione efficace dello stress e dell'ansia nel lungo termine.

In conclusione, la gestione dello stress e dell'ansia nel disturbo bipolare richiede un approccio olistico e personalizzato. Attraverso l'adozione di tecniche e strategie specifiche, il paziente può imparare a gestire in modo più efficace i sintomi di stress e ansia, migliorando così la sua qualità di vita e il suo benessere complessivo. L'educazione, la consapevolezza e l'incontuazione della famiglia e dei cari sono cruciali per supportare il paziente nel suo percorso di recupero e prevenire le ricadute

11 Creare una Routine Salutare: Sonno, Alimentazione ed Esercizio Fisico

1. Sonno di Qualità:

Il sonno è un componente cruciale per la salute mentale e il benessere emotivo. Nel contesto del disturbo bipolare, i pazienti possono sperimentare fluttuazioni dell'umore che influenzano il sonno. Approfondindo questo punto, possiamo esaminare:

- Disturbi del Sonno nel Disturbo Bipolare: Esplorare i disturbi del sonno comuni nei pazienti con disturbo bipolare, come l'insonnia e l'ipersonnia, e discutere delle strategie per affrontarli.
- Terapia del Sonno: Esaminare approcci terapeutici come la terapia cognitivo-comportamentale per l'insonnia (CBT-I) e altri interventi non farmacologici per migliorare la qualità del sonno nei pazienti con disturbo bipolare.
- Gestione dei Sintomi del Sonno: Fornire suggerimenti pratici per migliorare la igiene del sonno, come mantenere una routine regolare, evitare stimoli luminosi prima di coricarsi e creare un ambiente di sonno confortevole.

2. Alimentazione Equilibrata:

La nutrizione svolge un ruolo significativo nella salute mentale e nel benessere emotivo. Approfondendo questo aspetto, possiamo considerare:

- Ruolo della Dieta nell'Equilibrio dell'Umore: Esaminare l'influenza dei diversi nutrienti sulla regolazione dell'umore e discutere delle strategie dietetiche per favorire la stabilità emotiva nei pazienti con disturbo bipolare.
- Dieta Mediterranea e Altre Approcci Dietetici: Esplorare l'efficacia della dieta mediterranea e di altri approcci dietetici specifici nel migliorare i sintomi del disturbo bipolare e favorire il benessere generale.
- Gestione del Peso Corporeo: Discutere delle sfide legate al controllo del peso corporeo nei pazienti con disturbo bipolare e fornire consigli per adottare un approccio equilibrato alla nutrizione che favorisca la salute globale.

3. Esercizio Fisico Regolare:

L'esercizio fisico è una componente fondamentale per la gestione del disturbo bipolare. Approfondindo questo punto, possiamo esaminare:

- Benefici dell'Esercizio Fisico sulla Salute Mentale: Esplorare gli effetti positivi dell'esercizio fisico sull'umore, lo stress, l'ansia e altri sintomi associati al disturbo bipolare.

- Tipi Specifici di Esercizio per i Pazienti con Disturbo Bipolare: Fornire raccomandazioni su quali tipi di attività fisica possono essere particolarmente benefici per i pazienti con disturbo bipolare, tenendo conto delle loro esigenze e preferenze individuali.
- Superare le Barriere all'Esercizio Fisico: Discutere delle sfide comuni che i pazienti affrontano nell'adottare e mantenere un programma regolare di esercizio fisico e fornire strategie pratiche per superare queste barriere.

Approfondire questi aspetti può fornire ai pazienti affetti da disturbo bipolare una comprensione più completa delle connessioni tra sonno, alimentazione ed esercizio fisico e dei modi in cui possono integrare questi componenti in una routine salutare per gestire in modo più efficace la loro condizione.

12 Strategie per Affrontare Episodi Depressivi

Gli episodi depressivi rappresentano una sfida significativa per i pazienti affetti da disturbo bipolare. In questo capitolo, esploreremo approfonditamente le strategie efficaci per affrontare e gestire gli episodi depressivi, fornendo ai pazienti strumenti pratici per affrontare questa parte della loro condizione in modo più efficace.

1. Terapia Cognitivo-Comportamentale (CBT) per la Depressione:

La terapia cognitivo-comportamentale è una delle terapie più efficaci per la depressione nel disturbo bipolare. Questa forma di terapia si concentra sul riconoscimento e sulla modifica dei pensieri negativi e dei comportamenti disfunzionali che contribuiscono alla depressione.

2. Gestione dello Stress e dell'Ansia:

L'apprendimento di tecniche di gestione dello stress, come la respirazione profonda, la meditazione e la mindfulness, può aiutare i pazienti a ridurre l'ansia e lo stress che possono peggiorare gli episodi depressivi.

3. Attività Placative e Piacevoli:

Incoraggiare i pazienti a impegnarsi in attività che trovano piacevoli e gratificanti può aiutare a contrastare i sintomi depressivi. Queste attività possono includere hobby, attività ricreative o sociali che portano gioia e soddisfazione.

4. Mantenimento di una Routine Strutturata:

Mantenere una routine quotidiana strutturata può aiutare i pazienti a mantenere un senso di normalità e prevedibilità durante gli episodi depressivi. Ciò include mantenere orari regolari per il sonno, i pasti e le attività quotidiane.

5. Supporto Sociale e Familiare:

Il supporto sociale e familiare è fondamentale durante gli episodi depressivi. Incoraggiare i pazienti a mantenere contatti con amici e familiari, partecipare a gruppi di supporto o consultare un terapeuta può fornire un prezioso supporto emotivo.

6. Monitoraggio dei Sintomi:

I pazienti dovrebbero essere incoraggiati a monitorare i propri sintomi depressivi e a individuare i pattern ricorrenti che possono indicare un'imminente ricaduta. Tenere un diario dei sintomi può essere utile per questo scopo.

7. Adesione al Trattamento:

È fondamentale che i pazienti mantengano un'aderenza al loro piano di trattamento durante gli episodi depressivi, compreso l'assunzione regolare della terapia farmacologica prescritta e la partecipazione alle sessioni di terapia.

8. Esercizio Fisico Regolare:

L'esercizio fisico regolare può aiutare a migliorare l'umore e a ridurre i sintomi depressivi. Anche se può essere difficile durante gli episodi depressivi, anche l'attività fisica leggera, come una breve passeggiata, può fare la differenza.

9. Alimentazione Equilibrata:

Una dieta equilibrata può sostenere la salute mentale durante gli episodi depressivi. Evitare cibi trasformati e ricchi di zuccheri può aiutare a stabilizzare l'umore e mantenere livelli energetici più stabili.

10. Gestione delle Aspettative:

i pazienti dovrebbero essere incoraggiati a gestire le proprie aspettative durante gli episodi depressivi. Accettare che ci saranno giorni difficili e che il recupero può richiedere tempo può aiutare a ridurre la frustrazione e l'ansia associata alla depressione.

11. Auto-Cura e Auto-Compassione:

Incoraggiare i pazienti a praticare l'auto-cura e l'auto-compassione può essere estremamente utile durante gli episodi depressivi. Questo può includere pratiche come la meditazione, lo yoga o la scrittura di diari per esplorare i propri sentimenti.

12. Collaborazione con il Team di Assistenza Sanitaria:

Infine, è fondamentale che i pazienti collaborino con il loro team di assistenza sanitaria durante gli episodi depressivi. Questo può includere la comunicazione aperta con il medico curante, il terapista e altri professionisti della salute mentale per adattare il piano di trattamento alle esigenze del paziente.

In conclusione, affrontare gli episodi depressivi nel disturbo bipolare richiede un approccio olistico che coinvolga una combinazione di terapie farmacologiche e psicologiche, supporto sociale e cambiamenti nello stile di vita. Aiutare i pazienti a sviluppare strategie personalizzate per gestire la loro depressione può migliorare la loro qualità di vita e favorire il loro recupero a lungo termine.

13 Strategia per Affrontare Episodi Maniacali

Gli episodi maniacali rappresentano una parte significativa del disturbo bipolare e richiedono un approccio specifico per affrontarli in modo efficace. In questo capitolo, esploreremo approfonditamente le strategie pratiche per gestire gli episodi maniacali, fornendo ai pazienti gli strumenti necessari per affrontare questa parte della loro condizione in modo sicuro ed efficace.

1. Educazione e Consapevolezza:

La conoscenza del disturbo bipolare e dei sintomi maniacali è fondamentale per affrontare gli episodi maniacali in modo efficace. I pazienti e i loro caregiver dovrebbero essere educati sui segni e sintomi dell'episodio maniacale e sulla necessità di intervenire precocemente.

2. Identificazione dei Trigger:

Ai pazienti dovrebbe essere insegnato a identificare i trigger che possono scatenare gli episodi maniacali. Questi trigger possono includere stress eccessivo, cambiamenti nei modelli di sonno, eccesso di stimolazione e uso di sostanze psicoattive.

3. Mantenimento della Routine:

Durante gli episodi maniacali, mantenere una routine strutturata può aiutare a stabilizzare l'umore e a prevenire comportamenti impulsivi. Ciò include mantenere orari regolari per il sonno, i pasti e le attività quotidiane.

4. Riduzione dello stress:

La gestione dello stress è fondamentale durante gli episodi maniacali. I pazienti possono beneficiare di tecniche di rilassamento come la respirazione profonda, la meditazione e lo yoga per ridurre i livelli di stress e prevenire il peggioramento dei sintomi.

5. Coinvolgimento del Team di Assistenza:

Durante gli episodi maniacali, è essenziale coinvolgere il team di assistenza sanitaria, compreso il medico curante, il terapeuta e altri professionisti della salute mentale. Questo permette di monitorare da vicino i sintomi del paziente e di apportare eventuali modifiche al piano di trattamento.

6. Terapia Farmacologica:

In alcuni casi, può essere necessario aggiustare o modificare la terapia farmacologica per gestire gli episodi maniacali. Il medico curante può prescrivere farmaci stabilizzanti dell'umore o antipsicotici per aiutare a controllare i sintomi.

7. Limitazione degli Stimoli:

Durante gli episodi maniacali, limitare gli stimoli esterni può aiutare a ridurre l'eccessiva eccitazione e l'irritabilità. Ciò può includere evitare luoghi affollati, ridurre il tempo trascorso sui social media e limitare l'esposizione a fonti di stress.

8. Supporto Sociale e Familiare:

Il sostegno sociale e familiare è cruciale durante gli episodi maniacali. I pazienti dovrebbero essere incoraggiati a mantenere contatti con amici e familiari che possono offrire supporto emotivo e pratico durante questo periodo difficile.

9. Gestione delle Finanze:

Durante gli episodi maniacali, i pazienti possono essere inclini a comportamenti impulsivi, compresi acquisti eccessivi o spese irrazionali. Creare un piano finanziario e limitare l'accesso a carte di credito può aiutare a prevenire conseguenze finanziarie negative.

10. Monitoraggio dei Sintomi:

I pazienti dovrebbero essere incoraggiati a monitorare attentamente i propri sintomi durante gli episodi maniacali e a comunicare tempestivamente con il loro team di assistenza sanitaria se notano cambiamenti significativi nei loro sintomi o nel loro stato emotivo.

In conclusione, affrontare gli episodi maniacali nel disturbo bipolare richiede un approccio multifattoriale che includa l'educazione, la gestione dello stress, il coinvolgimento del team di assistenza sanitaria e il sostegno sociale. Fornire ai pazienti gli strumenti e le risorse necessarie per affrontare gli episodi maniacali in modo sicuro ed efficace può migliorare la loro qualità di vita e favorire il loro recupero a lungo termine.

14 Monitoraggio dei Sintomi e Prevenzione delle Ricadute

Il monitoraggio dei sintomi e la prevenzione delle ricadute sono elementi cruciali nella gestione a lungo termine del disturbo bipolare. In questo capitolo, esploreremo l'importanza del monitoraggio dei sintomi, fornendo agli individui strumenti pratici per identificare precocemente i segni di peggioramento e per adottare misure preventive per ridurre il rischio di ricadute.

1. Ruolo del Monitoraggio dei Sintomi:

Il monitoraggio regolare dei sintomi è essenziale per individuare precocemente eventuali cambiamenti nell'umore e nei comportamenti associati al disturbo bipolare. Tenere un diario dei sintomi può aiutare a riconoscere i pattern ricorrenti e a identificare i trigger che possono scatenare episodi depressivi o maniacali.

2. Strumenti di Monitoraggio dei Sintomi:

Esistono numerosi strumenti disponibili per il monitoraggio dei sintomi del disturbo bipolare, tra cui app per smartphone, schede di monitoraggio stampate e registri giornalieri dei sintomi. I pazienti dovrebbero scegliere lo strumento che meglio si adatta alle loro esigenze e alle loro preferenze individuali.

3. Parametri da Monitorare:

Durante il monitoraggio dei sintomi, i pazienti dovrebbero prestare particolare attenzione a una serie di parametri, tra cui umore, livelli di energia, qualità del sonno, appetito, livelli di attività ed eventuali cambiamenti nei pattern di pensiero. Rilevare precocemente eventuali variazioni in questi parametri può aiutare a prevenire ricadute.

4. Interventi Preventivi:

Una volta identificati eventuali segni di peggioramento, è importante agire prontamente per prevenire il deterioramento della condizione. Gli interventi preventivi possono includere l'aumento della frequenza delle sessioni di terapia, l'aggiustamento della terapia farmacologica o l'adozione di misure di auto-cura come l'esercizio fisico, la meditazione e la gestione dello stress.

5. Sostegno del Team di Assistenza Sanitaria:

Il coinvolgimento del team di assistenza sanitaria è fondamentale nel processo di monitoraggio dei sintomi e prevenzione delle ricadute. I pazienti dovrebbero essere incoraggiati a comunicare tempestivamente con il loro medico curante, il terapeuta e altri professionisti della salute mentale se notano cambiamenti significativi nei loro sintomi.

6. Adesione al Trattamento:

Mantenere un'aderenza al trattamento è fondamentale per prevenire le ricadute nel disturbo bipolare. Questo include l'assunzione regolare della terapia farmacologica prescritta, il mantenimento delle sessioni di terapia e l'adozione di misure di auto-cura consigliate dal team di assistenza sanitaria.

7. Pianificazione per le Situazioni di Crisi:

I pazienti e i loro caregiver dovrebbero sviluppare un piano d'azione per affrontare eventuali situazioni di crisi che possono verificarsi durante un episodio depressivo o maniacale. Questo piano dovrebbe includere informazioni di contatto per il team di assistenza sanitaria, familiari o amici di fiducia, nonché risorse per il supporto immediato in caso di emergenza.

8. Educazione del Paziente e dei Caregiver:

L'educazione del paziente e dei caregiver sul disturbo bipolare, compresi i sintomi, i trattamenti disponibili e le strategie di gestione, è fondamentale per migliorare la comprensione della condizione e per promuovere la collaborazione nel processo di monitoraggio dei sintomi e prevenzione delle ricadute.

In conclusione, il monitoraggio regolare dei sintomi e l'adozione di misure preventive sono fondamentali per gestire con successo il disturbo bipolare e ridurre il rischio di ricadute. Fornire agli individui gli strumenti e le risorse necessarie per identificare precocemente i segni di peggioramento e per adottare misure preventive adeguate può migliorare la loro qualità di vita e favorire il loro recupero a lungo termine.

15 Cura e Benessere Emotivo nel Disturbo Bipolare

Il mantenimento del benessere emotivo è un obiettivo fondamentale per i pazienti affetti da disturbo bipolare. In questo capitolo, esploreremo approfonditamente le strategie e le pratiche che possono contribuire alla cura e al benessere emotivo di coloro che vivono con questa condizione complessa.

1. Accettazione e Consapevolezza:

La prima fase per il benessere emotivo nel disturbo bipolare è l'accettazione della propria condizione e la consapevolezza dei propri limiti e delle proprie risorse. Questo comprende l'educazione sulla malattia e il riconoscimento dei propri sintomi e dei fattori scatenanti.

2. Terapia Individuale e di Gruppo:

La terapia individuale e di gruppo può essere estremamente benefica per affrontare le sfide emotive associate al disturbo bipolare. La terapia cognitivo-comportamentale (CBT), la terapia dialettico-comportamentale (DBT) e la terapia interpersonale sono solo alcune delle opzioni terapeutiche disponibili.

3. Gestione dello Stress:

La gestione dello stress è essenziale per il benessere emotivo nel disturbo bipolare. Questo può includere tecniche di rilassamento come la meditazione, lo yoga, la respirazione profonda e la mindfulness, così come l'adozione di uno stile di vita equilibrato e la ricerca di supporto sociale.

4. Auto-Cura e Auto-Compassione:

Pratiche di auto-cura come l'auto-compassione, l'auto-riflessione e la gratitudine possono contribuire al benessere emotivo nel disturbo bipolare. Questo può includere attività come la scrittura di diari, la pratica della gratitudine quotidiana e l'adozione di hobby e interessi che portano gioia e soddisfazione.

5. Stili di Vita Sani:

Adottare uno stile di vita sano è fondamentale per il benessere emotivo nel disturbo bipolare. Ciò include una dieta equilibrata, esercizio regolare, sonno di qualità e limitazione del consumo di alcol e sostanze psicoattive.

6. Supporto Sociale e Familiare:

Il supporto sociale e familiare è un pilastro essenziale del benessere emotivo nel disturbo bipolare. Mantenere relazioni positive e solidi legami di supporto con amici, familiari e comunità può essere estremamente benefico.

7. Educazione e Advocacy:

Essere educati sulla propria condizione e promuovere l'advocacy per la salute mentale può contribuire al benessere emotivo nel disturbo bipolare. Questo può includere la partecipazione a gruppi di sostegno, la condivisione delle proprie esperienze e la difesa di politiche che promuovono la consapevolezza e l'accesso ai servizi di salute mentale.

8. Strategie di Adattamento e Resilienza:

Sviluppare strategie di adattamento e resilienza può aiutare i pazienti a far fronte alle sfide emotive nel disturbo bipolare. Ciò può includere la ricerca di significato e scopo, la flessibilità nel pensiero e nell'azione, e la capacità di adattarsi ai cambiamenti e alle sfide della vita.

9. Gestione delle Aspettative:

La gestione delle aspettative è importante per il benessere emotivo nel disturbo bipolare. Accettare che ci saranno alti e bassi e che il percorso verso il recupero può essere irregolare può ridurre la frustrazione e l'ansia associate alla condizione.

In conclusione, la cura e il benessere emotivo nel disturbo bipolare richiedono un approccio olistico che coinvolga terapie psicologiche, supporto sociale, adattamento dello stile di vita e resilienza emotiva. Fornire ai pazienti gli strumenti e le risorse necessarie per gestire le sfide emotive associate a questa condizione complessa può migliorare la loro qualità di vita e favorire il loro recupero a lungo termine.

10. Terapie Complementari e Alternativa:

Oltre alle terapie tradizionali, molte persone affette da disturbo bipolare trovano beneficio da terapie complementari e alternative. Queste possono includere l'agopuntura, la chiropratica, il massaggio terapeutico, la terapia artistica, la musicoterapia e altre forme di espressione creativa. Esplorare queste opzioni può offrire ai pazienti nuovi modi per esplorare ed elaborare le proprie emozioni.

11. Trattamento integrato:

Un approccio integrato che combina terapie psicologiche, farmacologiche e complementari può essere particolarmente efficace nel trattamento del disturbo bipolare. I pazienti dovrebbero essere incoraggiati a lavorare in collaborazione con il loro team di assistenza sanitaria per sviluppare un piano di trattamento completo e personalizzato che tenga conto delle loro esigenze individuali.

12. Educazione Continua:

L'educazione continua sul disturbo bipolare è fondamentale per il benessere emotivo a lungo termine. I pazienti dovrebbero essere incoraggiati a rimanere informati sulle ultime scoperte scientifiche, sui trattamenti disponibili e sulle strategie di gestione dei sintomi. Partecipare a conferenze, seminari e gruppi di supporto può essere un modo efficace per rimanere aggiornati e connessi alla comunità.

13. Promozione del Benessere Generale:

La promozione del benessere generale è essenziale per la gestione a lungo termine del disturbo bipolare. Questo può includere attività che favoriscono il benessere fisico, emotivo e spirituale, come la partecipazione a programmi di esercizio fisico, la pratica della gratitudine e della mindfulness, e l'esplorazione di pratiche spirituali o religiose significative per il paziente.

14. Coinvolgimento della Famiglia e dei Cari:

Il coinvolgimento della famiglia e dei cari è cruciale nel processo di cura e recupero nel disturbo bipolare. I familiari e i caregiver possono svolgere un ruolo fondamentale nel fornire sostegno emotivo, aiuto pratico e supervisione durante gli episodi di malattia. Programmi di educazione per la famiglia e il caregiver possono essere utili per fornire loro le competenze e le risorse necessarie per svolgere questo ruolo in modo efficace.

15. Adattabilità e Resilienza:

Sviluppare adattabilità e resilienza è fondamentale per affrontare le sfide emotive nel disturbo bipolare. I pazienti dovrebbero essere incoraggiati a coltivare la flessibilità nel pensiero e nell'azione, ad adattarsi ai cambiamenti nella loro condizione e nelle circostanze di vita, e a sviluppare strategie di coping positive per affrontare lo stress e l'incertezza.

In conclusione, la cura e il benessere emotivo nel disturbo bipolare richiedono un approccio completo e personalizzato che tenga conto delle esigenze individuali del paziente. Fornire una gamma diversificata di opzioni terapeutiche, supporto sociale, risorse educative e pratiche di auto-cura può aiutare i pazienti a gestire le sfide emotive associate a questa condizione complessa e a migliorare la loro qualità di vita nel lungo termine.

www.ingramcontent.com/pod-product-compliance
Lightning Source LLC
Chambersburg PA
CBHW050234230526
45470CB00005B/1941